TRAITEMENT ABORTIF

DU

CHOLÉRA ASIATIQUE

ERRATA.

Page 13, 3e ligne, au lieu de *faibles,* lisez : *faciles.*
Id.   9e ligne, au lieu de *stimulant,* lisez : *stimulantes.*

LETTRE

A

MONSIEUR LE PROFESSEUR BOUILLAUD

SUR LE

TRAITEMENT ABORTIF

DU

CHOLÉRA ASIATIQUE

PAR

LE DOCTEUR BOURGOGNE, PÈRE

DE CONDÉ (NORD)

Naturam morborum curationes ostendunt.
(HIPPOCRATE.)

1854

IMPRIMERIE DE B. HENRY, A VALENCIENNES

LETTRE

A

MONSIEUR LE PROFESSEUR BOUILLAUD

SUR LE

TRAITEMENT ABORTIF

DU

CHOLÉRA ASIATIQUE.

———

Naturam morborum curationes ostendunt.
(HIPPOCRATE).

———

MONSIEUR,

Tout semble annoncer, qu'en France surtout, la terrible épidémie qui, pour la troisième fois, est venue consterner les populations, touche à sa fin : quelques cas se montrent encore parfois là où elle a sévi d'une manière générale, et, il faut bien l'avouer, ce mal se présente toujours avec le même danger.

Ce fatal présent que les rives du Gange nous ont légué doit-il nous rester à tout jamais ? ou bien, les miasmes, cause productrice du Choléra indien, seront-ils un jour détruits par une de ces puissantes opérations chimiques qui ont lieu au sein des airs ? L'avenir résoudra seul ce problème ; mais, en attendant, la prudence ordonné de nous mettre en garde contre la possibilité de nouvelles recrudescences.

Dans les circonstances exceptionnelles où les médecins viennent de se trouver placés, ils ont fait d'héroïques efforts pour disputer au fléau ses victimes ; plusieurs sont restés sur ce champ de bataille aussi dangereux que celui que sillonnent les boulets ; les autres ne sont arrivés au port qu'après les fatigues les plus inouïes et des nuits pleines d'insomnie : le moment est venu de se demander ce que tant de travaux et d'abnégation ont produit de fructueux pour l'humanité.

La réponse à cette question a été faite par vous, Monsieur, et cette réponse, toute triste qu'elle soit, résume parfaitement l'état actuel de la médication du Choléra.

Dans la séance du 5 septembre dernier de l'Académie de Médecine de Paris, vous vous exprimez ainsi :

« Ce n'est pas à chercher des formules pour guérir la cyanose » que l'Académie doit diriger ses efforts ; autant vaudrait de- » mander qu'on cherchât un remède pour guérir les pendus ou » les foudroyés. Ce qu'il faut chercher, c'est une *Méthode de* » *traitement convenable approprié aux premières périodes de la* » *maladie ;* il faudrait surtout encourager les travaux et les re- » cherches qui ont pour objet l'étude des causes réelles , de la » cause première de la maladie, de son mode de propagation , » etc...... Ce qu'il faudrait enfin, ce serait de s'efforcer de trou- » ver la vaccine du Choléra : rien n'indique qu'on ne puisse » arriver un jour à découvrir l'origine, la cause principale du » Choléra. »

La voie que vous indiquez, Monsieur, est bien celle qu'il faut enfin se décider à suivre ; en effet, dans le traitement du Choléra déclaré, que d'efforts n'a-t-on pas faits, que de formules n'a-t-on pas publiées ? Narcotiques à doses énormes, vomitifs , purgatifs, saignées, stimulants sous toutes les formes, ventouses monstres , tout a été prodigué ; on n'a pas craint de faire appel aux composés les plus dangereux, et les moyens internes étaient ingérés dans un estomac presque toujours paralysé !

Toutes ces médications ont compté quelques succès ; mais les revers ont été plus nombreux encore. Il faudra pourtant bien recourir de nouveau à une méthode de traitement quelconque lorsqu'on sera appelé auprès d'un cholérique plus ou moins cyanosé ; mais alors, qu'on n'impose pas aux médecins des résultats souvent impossibles , que la science ne soit pas· décriée, parce qu'elle n'opérera pas de prodiges : il est des circonstances où le retour à la santé, à la vie ne peut pas avoir lieu, et le Choléra est du nombre de ces fléaux mystérieux dont la manière de faire ne confirme que trop souvent ce que nous venons d'avancer.

LA VACCINATION DU CHOLÉRA EST-ELLE POSSIBLE ?

Trouver la vaccine du Choléra lorsque l'art est si souvent impuissant à l'atteindre dès que ses symptômes sont complets, serait une découverte qui placerait son auteur sur le même rang que JENNER.

La vaccination du Choléra est-elle possible? Certes, nous ne nous permettrons pas de répondre négativement : celui qui aurait dit que, pour la variole il n'existait pas de moyens préventifs, aurait été bien étonné si on lui avait prouvé plus tard le contraire en lui présentant ce moyen sur la pointe d'une lancette légèrement imprégnée de *Cowpox*. Mais, peut-on conclure que ce qui a eu lieu pour la variole devra nécessairement arriver pour d'autres états morbides qui présentent avec cette première maladie certaines analogies? Cela ne serait pas logique, pensons-nous, et voici pourquoi :

Chaque cause (il n'est question ici que de celles qui sont de nature virulente) a une composition *sui generis*, sa manière d'agir, ses manifestations particulières; d'où il s'en suit que pour empêcher l'action de causes diverses sur l'organisme, il faut trouver un moyen particulier pour chacune d'elles. Ce moyen, pour la variole, on l'a trouvé dans la vaccine, c'est bien ; par analogie, lorsqu'on a voulu en trouver un dans la pneumonie contagieuse des bêtes à cornes, on l'a cherché dans la matière virulente que contiennent les poumons. A-t-on obtenu pour les bestiaux inoculés avec ce produit morbide l'immunité contre la pneumonie contagieuse ? Oui, disent quelques personnes ; non, répondent d'autres expérimentateurs ; bien plus, nous avons créé ou des gangrènes locales ou des empoisonnements généraux qui ont tué en peu de temps.

Dans cette dernière assertion, qui pour nous est la vraie, on voit qu'on a fait fausse route. Parlerons-nous de la vaccination de la vérole appelée syphilisation, et tentée par le professeur SPÉRINO, de Turin : autre et épouvantable erreur d'un homme de bien sans doute, mais enfin, erreur.

Pour n'être plus apte à prendre la syphilis, on a vacciné avec le pus d'un chancre vénérien ; qu'a-t-on amené? des véroles avec symptômes secondaires et tertiaires qu'il a fallu guérir ensuite lorsque la chose a été possible, et quand le suicide n'avait pas devancé l'action du mercure.

En fait d'exemple de vaccination, nous n'irons pas plus loin ; voyons pour le choléra :

Trouver un moyen qui, modifiant profondément l'organisme et d'une manière spéciale, mette un individu ainsi modifié, vacciné, dans un état de préservation. En ce qui concerne le Choléra épidémique, voilà le problème à résoudre. Ce moyen, où le trouver? Le prendra-t-on, comme on l'a fait pour la pneumonie contagieuse, pour la syphilis, parmi les produits morbides qui se forment pendant le cours du Choléra? Mais, de ces produits, quel est le bon? La partie solide du sang? La sueur? Ou bien, doit-on chercher la matière inoculable dans les liquides qui sont versés dans les organes digestifs? Mais, lorsqu'on aura trouvé ce moyen, qui tentera l'expérience? A-t-on la certitude de ne créer par cette expérience qu'un état modificateur sans danger, comme celui que donne l'inoculation du virus vaccin? Ou bien, n'amènera-t-on pas un véritable Choléra? L'essai, comme on voit, est très-délicat, très-dangereux peut-être, voyons d'autres moyens.

On a voulu encore pratiquer un autre mode de vaccination ; il s'agit ici de la scarlatine, non pas en inoculant une matière quelconque provenant d'un malade atteint de cette affection, mais en faisant prendre une substance (la belladone) qui offrirait en miniature des manifestations semblables à celles que donne la cause virulente de la scarlatine ; nous ne sachons pas que le succès ait répondu aux intentions de l'expérimentateur.

Sera-t-on plus heureux lorsqu'il s'agira du Choléra? Peut-on espérer trouver une substance douée d'une vertu spéciale, et qui, pouvant être ingérée sans danger, n'amène que des manifestations tolérables et donnant par suite l'immunité ?

Nous croyons inutile de chercher d'autres moyens préservatifs du Choléra. *L'acclimatement*, dit-on, efficace contre la fièvre jaune, ne peut rien ici. Une première atteinte du Choléra ne nous met pas à l'abri d'une seconde. (Moyen préservatif plus ou moins complet dans la variole et la fièvre typhoïde.)

Nous ne nous arrêterons pas non plus à une foule de drogues qu'on a pompeusement décorées du nom de préservatifs! Laissons tout cela, et voyons si, en attendant mieux, nous devons nous croiser les bras en face du fléau, ou bien, si la Providence ne nous a pas indiqué une voie de salut.

Le Choléra, tout redoutable potentat qu'il soit, ne vient que bien rarement nous dévoiler sa toute-puissance d'une manière inopinée. Presque toujours, il daigne nous prévenir avant de dire son dernier mot, et il faut bien l'avouer, il manifeste alors sa présence par des signes faciles à saisir, et surtout faciles à traiter. Profitons donc de la latitude qui nous est accordée, et si nous ne possédons pas encore de moyen préventif, nous avons, telle est notre profonde conviction, un *traitement abortif:* c'est ce dernier que nous allons exposer.

DE L'IDENTITÉ DES CAUSES PRODUCTRICES DU CHOLÉRA ET DES FIÈVRES PALUDÉENNES PERNICIEUSES.

Le traitement abortif du Choléra implique nécessairement un commencement d'action de la cause; l'agent délétère circule déjà avec notre sang, il le modifie à sa manière, et ce liquide ainsi imprégné va à son tour porter un commencement de désordre dans notre économie.

Cette cause, quelle est-elle ? Vous dites, Monsieur, qu'il importe de la chercher, de la signaler : consacrons donc quelques lignes à ce sujet.

Il ne s'agira pas ici de ces vaines discussions touchant la nature intime des causes morbides. Qu'ont produit toutes ces investigations à ce sujet ? Les recherches laborieuses des GATTONI, des MOSCATI, des RIGAUD DE LISLE, des DEVÈZE, des BRANDE, des BERZÉLIUS, des PRÉVOST, des DUMAS, etc. etc.... nous ont-elles fourni quelques données sur la composition et l'essence des effluves, des miasmes, moyens producteurs des fièvres pestilentielles ?

THOMSON, (*Système de Chimie, T. IV*) après avoir longuement exposé les travaux des chimistes en ce qui concerne le venin des serpents, termine ainsi : « Les propriétés du venin des reptiles, » analogues à celles de la gomme, indiquent la nature gom- » meuse de ce suc vénéneux. Cette ressemblance frappante » entre les gommes et le poison de la vipère, substances qui » produisent l'une et l'autre sur les corps vivants des effets si » opposés, prouve combien nous sommes encore loin de con- » naître léur nature chimique compliquée. Ajoutons que la phy- » sique n'a pas été plus heureuse dans ses recherches. »

Ecoutons encore ce que dit à ce sujet un de nos maîtres :

» .... *Nam plura sunt in rerum natura, tenuissimæ* » *indolis, admodumque parvæ molis, quorum intima natura ac* » *crassis, et ab hac immediate dependens vis agendi, mirosque* » *effectus, in sensus incurrentes producendi, captum nostrum et* » *intelligentiam plane superant.*

» *Videmus hoc in contagio pestis, morbo variolarum, morsu* » *canis rabidi, et hujus generis aliis ; ubi veram veneni peccantis* » *causam et indolem exacte demonstrare nunquam hactenus licuit.* » *Sufficiat medendi scopo, ut tantum perniciosis veneni effectibus* » *resistendo impediamus, quo minus suam in corpore humano* » *potentiam exserant etc.* » (HOFFMANN, *De lue venerea.*)

Ces paroles d'HOFFMANN ne s'appliquent donc qu'aux recherches qui ont pour objet la nature intime des agents délétères, nature qu'un voile épais couvrira peut-être toujours ; mais elles nous permettent de nous enquérir, autant qu'il nous est possible de le faire, de quelle source dérivent ces mêmes agents, des circonstances qui contribuent à leur formation, qui les rendent plus ou moins dangereux, de leur manière d'agir sur l'organisme etc. ; voyons donc si nous pouvons arriver à quelque chose qui satisfasse l'esprit touchant la cause du Choléra.

Ce n'est pas à l'influence maligne des planètes que nous rapporterons la cause du Choléra :

    ‹ *Ergo hanc per miseras terras Saturnus agebat*
    › *Pestem atrox, nec sœva minus crudelis et ipse*
    › *Miscebat mavors, conjunctaque fata ferebat.* »

(Fracastor.)

Nous pensons que si ce poison est transporté dans l'atmosphère, c'est sur la terre qu'il faut en chercher la source.

La nature a doté chaque contrée de productions propres à entretenir la vie, à augmenter nos jouissances ; mais, à chaque contrée aussi appartient la création de poisons spéciaux : à l'Europe, le typhus plus particulièrement; à certaines parties de l'Orient, la peste ; l'Amérique a la fièvre jaune ; le sol indien s'est réservé le terrible monopole du Choléra. (1)

(1) A l'Inde appartenait de droit la création d'une cause morbide qui ne trouve de rivale que dans le venin du serpent à sonnettes. « L'Inde, nous » dit Buffon, est le pays des grands germes : c'est là où sont nés le tigre » royal, les éléphants les plus forts ; c'est du sol indien que nous viennent » les diamants de la plus belle eau, les parfums les plus suaves, etc. »

Le funeste présent que ce pays nous a fait en 1832 ne serait pas le seul ; nous trouvons dans Fracastor, qui vivait dans le XVIᵉ siècle, le passage suivant :

« Il y a deux cents ans que Mars unissant sa lumière avec la funeste » planète de Saturne, il parut parmi les peuples voisins de l'Aurore, et dans » ces contrées que le Gange arrose, une fièvre d'un nouveau genre, dont le feu » dévorant excitait avec violence du sein agité des malades (*pectore anhelo*) » un sang écumant, (chose horrible à voir !) Elle redoublait le quatrième » jour, et les faisait périr misérablement. Ce mal, par des progrès rapides » se répandit en Assyrie, dans la Perse, parmi les habitants des rives du » Tigre et de l'Euphrate, dans la riche Arabie, chez les peuples efféminés de » Canope ; ensuite, en Phrygie ; de là, passant les mers, il vint infecter » l'Italie et faire des ravages dans toute l'Europe. » (*Syphilis, sive de morbo gallico.* — Lib. I.)

Consultez tout ce qu'on a écrit touchant les causes de la fièvre jaune, de la peste et même du typhus européen, vous verrez figurer le voisinage des marais, le remuement des terrains, mettant à jour une foule de détritus végétaux et animaux, mais surtout l'existence de ces plages immenses qui, chaque année, étant inondées, laissent, lorsque les eaux se retirent, des produits qui subissent la plus dangereuse des fermentations. Pourquoi irait-on chercher au Choléra indien un point de départ autre que celui qu'on invoque pour les différentes maladies pestilentielles que nous venons de nommer ?

Donc, toutes ces considérations doivent nous faire admettre que la cause du Choléra réside dans des émanations marécageuses putrides, douées d'une intensité extrême, et cela, en vertu de la nature particulière du sol où le mal prend naissance, et des qualités de l'atmosphère indienne. Examinons si là où cette maladie paraît avoir été créée, nous rencontrons des circonstances qui, propres à la produire, viendraient corroborer notre manière de voir.

Le Delta du Gange serait l'endroit où le Choléra est né ; ce mal ne s'étendait pas habituellement plus loin que la presqu'île de l'Inde, lorsqu'en 1832, il franchit ses limites ordinaires pour envahir l'Asie et l'Europe, en sévissant avec une égale intensité et dans les pays froids et dans ceux où la température est la plus élevée.

Le Gange, le principal fleuve de l'Inde, prend surtout sa source dans l'Himalaya; après avoir, dans son parcours, reçu une grande quantité d'affluents, il vient se jeter dans la mer en formant un delta immense composé d'un grand nombre de branches sur lesquelles sont bâties plusieurs villes importantes.

Le Gange a ses crues périodiques comme le Nil ; elles commencent à la fin d'avril, et à la fin de juillet elles deviennent telles, qu'elles inondent les campagnes voisines du fleuve jusqu'à une étendue de plus de trente lieues.

Vers le milieu du mois d'août, le fleuve commence à décroître, et vers le milieu du mois d'octobre, il rentre dans son lit ordinaire et laisse un limon fertile sur les champs qu'il vient d'inonder. Mais, sur ce limon fertile viennent s'épancher les matières les plus putrescibles ; sur ce sol humide, fangeux, naissent, vivent et meurent des myriades d'insectes, et cela, dans un espace de temps très-limité et se renouvelant sans cesse.

Où trouver des circonstances plus favorables au développement de miasmes d'une nature des plus malfaisantes ? La source de l'empoisonnement est donc ici patente. La nature des miasmes n'est-elle pas la même ici que celle qui produit dans les diverses parties du monde ces épidémies qui déciment les populations.

Si les miasmes créés dans le Delta du Gange avaient amené des pyréxies intermittentes et rémittentes pernicieuses, on trouverait notre explication juste ; cesserait-elle de l'être parce qu'elle s'adapterait à une maladie ayant un type continu ? Mais on pourrait nous objecter que, outre le Choléra, l'Inde a aussi ses fièvres intermittentes et rémittentes, et auxquelles on donnerait une cause à part, cause appelée *Malaria*. Cela ne nous prouverait qu'une chose : c'est qu'il existerait dans cette partie du monde, comme ailleurs, des empoisonnements paludéens, d'énergie diverse, sans que, pour cela, la cause de l'empoisonnement cessât d'être la même, et qu'au Delta du Gange appartiendrait la prime des créations délétères.

Nous le répétons donc, la cause peut rester la même ; mais en vertu de la force du poison, de certaines prédispositions, vous aurez des résultats différents.

Rendons ceci sensible par l'exemple suivant qui est extrait de l'ouvrage d'ALIBERT sur les fièvres intermittentes pernicieuses :

« Lorsque M. CASSAN était médecin en chef de l'hôpital mili-
» taire de l'île Sainte-Lucie, qui passe pour la plus malsaine des
» Antilles, il eut une occasion d'observer un exemple funeste
» des exhalaisons des marais. Vingt-huit soldats de la garnison
» du Morne Fortuné avaient obtenu la permission d'aller tra-
» vailler pour deux colons qui défrichaient des terrains dans un
» endroit très-humide et très-marécageux: en moins d'une semaine
» les vingt-huit soldats, sans exception d'un seul, furent portés
» à l'hôpital. Trois moururent du *Choléra-Morbus*, cinq d'une
» *dyssenterie sanguine* et *bilieuse*, quatre périrent d'une *fièvre*
» *adynamique*, dans laquelle tout leur corps devenu jaune
» exhalait une odeur si infecte, qu'on ne pouvait approcher de
» leur lit sans avoir la respiration étouffée. Les autres enfin
» éprouvèrent des *fièvres pernicieuses* plus ou moins graves. »

S'il faut encore démontrer que les effluves paludéens sont aptes à produire autre chose que des fièvres intermittentes et rémittentes, nous le ferons dans l'exposition du fait suivant :

« A Fresnes, canton de Condé, (Nord) pour redresser une
» rivière, on creusa une portion de terrain à cinquante mètres
» d'une verrerie. Plusieurs familles d'ouvriers logeaient dans
» l'établissement, et dans l'espace d'une nuit, trente-six per-
» sonnes sont atteintes d'un mal qui jette la terreur dans toute
» la commune où cette verrerie était située. Huit malades
» moururent en peu de temps ; on cria à l'empoisonnement.
» L'autorité départementale demanda une réunion de médecins:
» l'examen des symptômes et les autopsies nous révélèrent l'exis-
» tence des *fièvres typhoïdes* de la nature la plus grave. »

Si nous avons rappelé ici l'intervention des effluves paludéens comme moyens producteurs de fièvres excessivement dange-reuses, nous savons très-bien qu'il est d'autres causes non moins efficaces pour amener des résultats semblables : ce sont surtout les agglomérations d'hommes sains ou malades, qui deviennent alors des foyers d'infection.

Nous terminons ces considérations générales en disant que, pour nous, *l'identité des causes productrices du Choléra et des fièvres pernicieuses* est chose démontrée. Telle est aussi la pensée de MM. Annesley, Scarle et de plusieurs bons auteurs qui ont habité l'Inde et qui ont vu ces deux maladies prendre naissance aux mêmes lieux, alterner l'une avec l'autre, et attaquer succes-sivement les mêmes individus.

Alibert, chez nous. professait la même opinion. En lisant attentivement ce qu'ont écrit sur les *fièvres paludéennes perni-cieuses* Morton, Torti, Werlhof, Lauter, Sénac, Lind, etc., etc., on trouve à chaque instant à faire les rapprochements les plus satisfaisants pour confirmer cette *identité*; et entre ces états si dangereux, le Choléra revêtirait le caractère pernicieux par excellence, en présentant le *summum* de l'empoisonnement.

Par suite de cette analogie entre ces manifestations qui ne diffèrent que par leur intensité, un *traitement identique* doit être appliqué.

Mais, nous dira-t-on, l'application du traitement des *fièvres pernicieuses* a été faite au Choléra, et cela, sans succès marqué. Cette observation est pour nous de nulle valeur, nous l'avons déjà fait pressentir, et les meilleurs traitements en apparence n'auront jamais que peu de succès dans le Choléra confirmé ; mais, il en sera tout autrement lorsque vous appliquerez ce que nous appelons ici la *Médication rationnelle du Choléra*, alors que l'organisme étant déjà visiblement influencé par le poison vous permet cependant l'ingestion des moyens dont l'action peut encore empêcher la progression du mal, (2) et c'est ce traitement que nous appellerons de nouveau *Traitement abortif*.

C'est donc à étudier avec le plus grand soin les manifestations premières du poison cholérique que nous devons nous attacher: c'est ce que nous avons fait pendant le cours de cette dernière épidémie. Mais, avant de nous livrer à cet examen, il nous a paru nécessaire de consacrer quelques lignes à l'étude de l'action physiologique, c'est-à-dire, chez l'homme en santé, des moyens que nous employons dans notre traitement abortif du Choléra. Ceci fait, nous arriverons, en prenant pour point de départ telle ou telle manifestation de l'action du poison cholérique, à constituer des formes diverses ; et à chacun de ces groupes, nous adapterons un traitement plus ou moins modifié. Nous dirons quelques mots des manifestations cholériques chez les enfants, de l'action thérapeutique de notre médication, de ce qui a rapport à la *réaction*, aux récidives, et nous terminerons en traçant rapidement le traitement du *Choléra confirmé*.

TRAITEMENT ABORTIF DU CHOLÉRA.

Le *tannate de quinine*, à dose plus ou moins élevée, donné soit uni au *camphre* seul, soit combiné avec ce dernier médicament et avec l'*opium*, forme la base de notre médication abortive.

(2) Pour nous, les prodrômes du Choléra représenteraient la rémittence qui a lieu entre le premier et le deuxième paroxisme d'une fièvre rémittente pernicieuse. On sait combien est souvent dangereux ce second paroxisme.

Comme adjuvant, nous donnons aussi une certaine dose de vin de Malaga, et en son absence, d'un bon vin de Frontignan ou de vieux bourgogne. Notre préférence en faveur du tannate sur le sulfate de quinine est fondée :

1° Sur les résultats quelquefois très-graves qui peuvent avoir lieu lorsqu'on administre ce dernier sel à dose un peu élevée : il peut causer des vertiges, des tintements d'oreille très-tourmentants et pouvant durer plusieurs années ; son action sur les nerfs de l'audition peut aller jusqu'à amener la surdité ;

2° De plus, le *sulfate de quinine* amène parfois la diarrhée, ce qui d'abord nuit à son action, et ce qui, de plus, en temps de Choléra, doit être soigneusement évité.

Le *tannate de quinine*, outre sa manière spéciale d'agir dans les affections créées par les effluves marécageux, possède encore une propriété astringente qui nous a paru de quelqu'utilité.

ACTION DES PILULES DE TANNATE DE QUININE CAMPHRÉES CHEZ L'HOMME EN BONNE SANTÉ.

Un gramme de tannate de quinine combiné avec trente centigrammes de camphre, et le tout étant administré dans l'espace de huit heures, on obtient le résultat suivant :

Une chaleur peu prononcée se fait sentir dans la région de l'estomac ; cet état n'a rien de désagréable et est de courte durée. Au bout d'une ou de deux heures, la bouche devient un peu sèche, et cette sécheresse parait se prolonger le long de l'œsophage : on sent alors le besoin de prendre quelques gorgées d'une boisson fraîche et tempérante.

Bientôt l'appétit se prononce d'une manière très-marquée, et la digestion semble se faire facilement et rapidement ; la face devient plus animée, plus chaude ; la vue plus nette, plus active ; le cœur bat avec plus de rapidité ; le pouls présente une légère plénitude, mais, surtout, plus de force et de dureté. Les facultés intellectuelles s'exaltent ; on éprouve une sorte de bien-être, et si par hasard on était sous l'empire de quelque névrose, de douleurs névralgiques, on voit disparaître rapidement ces états morbides.

Les personnes d'une constitution sèche, sanguine, éprouvent de la constipation ; mais les selles, au contraire, deviennent plus faibles et plus régulières chez les individus d'un tempérament mou, lymphatique et chez lesquels auparavant la défécation était habituellement difficile.

Les urines coulent plus librement et peut-être plus abondamment ; la température de la peau augmente sensiblement.

L'exposé que nous venons de tracer nous annonce qu'un moyen doué de *propriétés toniques* et légèrement stimulant est mis en contact avec les divers tissus de l'économie animale ; par suite de ce contact, leur énergie est accrue, leur vitalité augmentée ; ici, les effets du camphre ne sont guère ressentis que par l'estomac : son action générale est presque nulle, et les propriétés spéciales du tannate de quinine sont manifestées surtout par la disparition brusque des états nerveux dont nous avons parlé.

PILULES DE TANNATE DE QUININE CAMPHRÉES
AVEC ADDITION D'OPIUM.

Tannate de quinine, un gramme ; camphre, 30 centigrammes ; opium en poudre, 5 centigrammes.

Action physiologique. — L'action de ce composé sur la muqueuse de l'estomac est à peu de chose près la même que celle que nous avons notée pour les pilules précédentes : un sentiment de chaleur dans la région épigastrique, un peu de sécheresse de la bouche et de la gorge ; mais plus tard, une légère salivation tend à s'établir. Une constipation plus ou moins prononcée a lieu ; si la diarrhée existe, quelle qu'en soit la cause, elle est rapidement supprimée. Quelques heures après l'ingestion du médicament, le pouls, quoiqu'offrant de la dureté, semble cependant en même temps présenter un peu d'ampleur : il est plus accéléré ; les battements du cœur sont plus larges, plus forts ; la respiration est quelque peu gênée ; la tête est embarrassée, lourde ; les tempes battent avec une certaine violence ; les idées sont moins nettes, exprimées moins facilement ; le sommeil qui suit le jour où les pilules ont été prises est agité ;

on éprouve quelques rêvasseries ; la figure est injectée, les yeux brillants ; les pupilles n'offrent guère de changement, un peu de contraction peut-être ; la vue moins forte ; quelques bruits anormaux du côté des organes de l'audition ; les urines sont moins abondantes ; la peau plus chaude et offrant une légère moiteur.

Les deux états physiologiques que nous venons de décrire ont peu de durée, et c'est à peine si au bout de vingt-quatre à quarante-huit heures, il en reste quelques vestiges. On a pu remarquer les différences qui existent entre les modifications organiques suscitées par les pilules avec ou sans addition d'opium : dans la première, on aperçoit clairement les résultats qu'amène toujours l'ingestion des opiacés. Cependant, lorsqu'on observe avec attention, on voit que l'action de l'opium n'est pas la même que lorsqu'on administre ce moyen seul ; cette action est évidemment modifiée par le mode de faire du tannate de quinine.

En somme, en ajoutant de l'opium à ce dernier sel pour combattre une des formes qui signalent l'invasion du Choléra asiatique, nous avons voulu profiter de ce qu'il peut offrir d'avantageux pour enlever certaines manifestations qui ont lieu dans les organes digestifs, tout en évitant avec soin la stupeur que les narcotiques jettent dans l'organisme, et cela, lorsque nous combattons un état morbide dans lequel l'économie animale est sous l'empire d'une prostration extrême : c'est dans ce but aussi que nous prescrivons aux sujets influencés l'usage d'une certaine dose d'un vin généreux.

ÉTUDE DES FORMES DIVERSES QUI ANNONCENT LES PRÉLUDES DE L'INFECTION CHOLÉRIQUE.

PREMIÈRE FORME OU FORME NERVEUSE.

Cette manifestation est représentée essentiellement par une atteinte portée sur le *système nerveux* et sans modification sensible dans l'acte sécrétoire de la peau et de la muqueuse gastro-intestinale. Les couleurs habituelles de la face disparaissent plus ou moins rapidement : nous les avons vues plusieurs fois se modifier profondément en quelques heures; le visage, chez les personnes à la peau blanche et fine, devient légèrement d'un jaune pâle; il prend au contraire une teinte sale et terreuse chez celles qui ont naturellement la peau épaisse et un peu jaune. (3) Ce tissu se plisse, se ride; les yeux se renfoncent; le regard est fixe, hagard; les lèvres *se rapprochent des dents*, paraissent agitées par quelques frémissements; les oreilles font entendre des tintements, des sifflements; la tête est lourde et tend à chaque instant à se porter en avant. Rien n'est bizarre comme la pose de l'individu ainsi influencé, surtout lorsque le médecin l'interroge : il relève brusquement la tête, le fixe d'une manière hébétée, semblable à un accusé qui attend le verdict des juges.

Le travail intellectuel est difficile, impossible quelquefois,

(3) Au sujet de l'importance qu'offre la physionomie des personnes qui sont sous l'influence du miasme cholérique, HAMILTON BELL (*Traité du Choléra asphyxique*) rapporte le fait suivant :

« Un capitaine étant à déjeuner, s'aperçut que le domestique qui le ser-
» vait avait les traits altérés, et lui demanda s'il n'était pas malade. Celui-ci
» répondit qu'il n'avait pas autre chose qu'un peu de surdité, occasionnée
» par le froid de la nuit qui l'avait saisi pendant son sommeil. Le capitaine
» l'envoya au plus vite à l'hôpital : on lui trouva le pouls profond, la peau
» froide; il avait eu plusieurs selles suspectes; tous les symptômes du cho-
» léra se développèrent très-promptement; il avait une bonne constitution,
» ne s'était livré à aucun excès; on le mit de suite au traitement, il guérit. »

tant les idées sont confuses ; le sommeil est agité par des rêves pénibles ; le travail physique n'est guère plus complet ; les bras sont impuissants, les jambes agissent avec peine, les membres tremblottent, et des douleurs qui suivent les différents rameaux nerveux viennent parfois secouer vivement ces organes alourdis.

La respiration est souvent pénible, fréquente et pleine de soupirs ; pourtant, nous l'avons quelquefois rencontrée d'une lenteur plus prononcée que dans l'état normal.

Le cœur bat souvent avec une extrême violence à l'instar de ce qui se passe chez une personne atteinte par la chlorose. Quelquefois, ses battements sont moins ralentis ; le pouls est ou vite, rapide, ou bien souple et ondulant ; les ongles ont une légère teinte bleuâtre.

La langue est souvent belle, humide, mais le plus ordinairement blanche, large ; la salive dans ce dernier cas est peu abondante, visqueuse ; la soif est peu vive, souvent même on éprouve une répulsion pour les boissons. L'appetit peut être nul, diminué ; mais quelquefois pourtant augmenté. On éprouve dans la région de l'estomac la sensation d'une barre, d'un gonflement ; des renvois sont faits plus ou moins fréquemment : ils amènent chez quelques individus des petites quantités de liquide fades, acides. Les aliments pris semblent remonter le long de l'œsophage, et parfois ils sont rejetés. Les parois abdominales éprouvent souvent une faible intumescence ; des bruits intestinaux (gargouillements) se font entendre, de légères coliques ont lieu ; on éprouve le besoin d'aller à la selle, on rend alors des parcelles de matières dures, bilieuses ; mais, la constipation ici est la règle.

Nous avons longuement examiné, et avec raison, l'influence du poison cholérique sur les différents organes de notre économie ; l'importance de cette énumération n'échappera ici à personne. D'ailleurs, comme tous ou presque tous ces symptômes accompagnent les autres formes que nous sommes appelé à décrire, nous serons alors dispensé d'y revenir. Disons aussi que, chez beaucoup de personnes, on ne remarque pas tous les signes précités ; mais, il en est qui ne font jamais défaut : ce sont ceux qui sont représentés par l'altération des traits, la faiblesse des membres, l'incapacité des organes de l'intelligence, et ces derniers suffiront pour qu'on soit prévenu.

TRAITEMENT DE LA PREMIÈRE FORME.

Le traitement que nous conseillons ici est celui qui doit être pratiqué pour les personnes adultes. Nous aurons soin, tout en lui conservant son caractère spécial, de l'adapter aux différents âges, aux différentes susceptibilités organiques, pour qu'il puisse être toujours profitable.

L'estomac, comme tous les organes, et nous l'avons démontré, a déjà subi une fâcheuse modification : les nerfs qui président à l'acte digestif sont torturés par le miasme ; sa membrane muqueuse a perdu de son énergie ; il faut donc la stimuler pour la rendre apte à bien absorber le médicament principal qui doit enrayer l'action du poison.

Donc, avant de faire usage de tannate de quinine, prenez une forte cuillerée à bouche de vin de Malaga ou de Frontignan. À défaut de ces vins généreux, qu'ils soient remplacés par du vin de Bourgogne, et celui-ci manquant, par une tasse d'un punch léger. Une heure après la prise d'un de ces moyens, faites usage de dix des pilules suivantes, et dont on prend une tous les quarts d'heure : (4)

Prenez :

Tannate de quinine, 2 grammes (ou 40 grains) ;
Camphre, 60 centigrammes (ou 12 grains) ;
Huile essentielle d'anis, 2 gouttes ;
Sirop de fleurs d'oranger, quantité suffisante pour faire vingt pilules.

Les dix autres pilules seront prises de la même manière, à savoir : cinq le lendemain du jour où les dix premières auront été avalées, et les cinq autres, le jour d'après. Cette dose suffit habituellement pour détruire la manifestation cholérique ; nous avons rarement eu besoin d'aller plus loin ; au surplus, nous ne

(4) Nous suivons ici les préceptes donnés par TORTI, et contrairement à ceux de MORTON : le premier de ces deux médecins prescrivant de donner à doses très-rapprochées le moyen spécifique pour combattre les états paludéens, quelles que fussent d'ailleurs leurs formes.

2.

trouvons pas mal que pendant deux ou trois jours, on prenne trois à quatre pilules chaque jour.

Pour les personnes de 18 à 14 ans, la quantité de pilules à prendre sera de huit à six le premier jour, et de quatre à trois les jours suivants.

Passé le dernier âge que nous venons d'indiquer, il est très-rare que l'usage des pilules soit facile, on peut alors les remplacer par la potion suivante :

Prenez :

Tannate de quinine, 50 centigrammes ;
Huile d'amandes douces, 8 gouttes ;
Gomme adragant, 1 gramme ;
Sirop de fleurs d'oranger, 40 grammes ;
Eau de tilleul, 100 grammes.

On prend de cette potion une cuillère à bouche toutes les demi-heures (pour les enfants de 8 à 12 ans).

Enfin, pour ceux d'un âge moins avancé encore, on emploiera la quantité que nous allons indiquer.

Prenez :

Tannate de quinine, 30 centigrammes ;
Huile d'amandes douces, 5 gouttes ;
Gomme adragant, 50 centigrammes ;
Sirop de fleurs d'oranger, 30 grammes ;
Eau de tilleul, 50 grammes.

Une demi-cuillère à bouche toutes les demi-heures.

Lorsqu'on se trouve dans le cas de traiter des individus d'un âge plus tendre, on peut conserver les dernières proportions que nous venons de donner, seulement, alors on se contente d'administrer le remède par cuillerées à café, et ce, toutes les heures.

Ces potions doivent être bien agitées chaque fois qu'on les administre : le premier jour, elles doivent être prises en entier, et les trois jours suivants, une demi-dose suffit chaque jour. La saveur de ce mélange n'a rien de désagréable, et les enfants prennent même ces remèdes avec plaisir.

Pendant toute la durée de ce traitement, dont le terme le plus long est de quatre à cinq jours, le vin généreux doit être continué ; pour les adultes la dose est de quatre à cinq verres à liqueur par jour, un peu moindre pour les personnes plus jeunes, et de quelques cuillerées à café pour les enfants en bas âge.

L'alimentation des malades doit être subordonnée à l'état des forces digestives ; elle sera saine, restaurante : les potages au gras, les œufs, le bon poisson, les viandes blanches et rôties sont bien indiqués ici. Une bière bien houblonnée est une boisson salutaire, surtout pour les pays froids ; le vin de Bordeaux sera pris avec succès, et quelques cuillerées de bon bouillon seront administrées aux petits enfants.

Nous n'avons pas besoin de dire qu'il est très-urgent de se vêtir chaudement pendant la saison froide et humide. Les influencés de cette première catégorie n'étant pas, en général, obligés de garder le lit doivent faire quelques promenades lorsque le temps le permet.

DEUXIÈME FORME OU FORME DITE SUDORIFIQUE.

Ne devons-nous voir dans l'état particulier que présente ici la peau qu'une manifestation plus grave, plus avancée de l'empoisonnement cholérique, ou bien, l'altération que subissent en cette circonstance les propriétés vitales de ce tissu aurait-elle quelque chose d'assez tranché pour constituer une forme à part ? Cette dernière manière de voir nous a paru devoir être adoptée, et quoique notre traitement spécial reste le même que dans la première manifestation des signes précurseurs du Choléra, nous devons pourtant dire que la manière dont est frappé l'organe cutané dans quelques circonstances nous autorise à en agir ainsi. D'ailleurs, en établissant cette division, nous y voyons profit pour les malades en ce que nous fixons davantage son attention sur ce mode de faire, souvent si insidieux, du miasme indien.

Aux troubles fonctionnels divers que nous avons déjà signalés, vient se joindre l'état suivant de la peau : son tissu perd ses teintes ordinaires, et présente un aspect d'un jaune pâle ou d'un blanc terne. Le peu de chaleur qu'il offre quelquefois s'efface sous l'influence du plus petit courant d'air ; la main du médecin posée sur cette membrane perçoit la sensation d'un corps poisseux, humide. Les exhalants qui viennent s'y rendre ont déjà perdu de leur tonicité : ils laissent transsuder une plus ou moins grande quantité d'un liquide presque froid, et qui, se ramassant en gouttelettes sur le visage, oblige à chaque instant le malade d'y porter son mouchoir.

Sous l'influence de cette déperdition, la faiblesse générale fait de rapides progrès ; les yeux se cavent, et cette sueur progressant vient constituer un des faits les plus graves de l'empoisonnement cholérique.

Remarquons que c'est indépendamment de toute diarrhée que tout ceci a lieu ; car, la plupart des personnes que nous avons vues s'effrayaient d'autant moins de cette manifestation cholérique qu'elles étaient en même temps constipées ; et nous avons vu en 1849 un jeune homme des plus robustes succomber dans l'espace de six jours sous l'influence de cet état diaphorétique ; et lorsque, voyant l'altération profonde de ses traits, nous lui signalions l'immense danger qu'il courait, il nous répondait que sans doute il maigrissait, que sa figure changeait, mais, que n'ayant pas de diarrhée, et conservant un bon appétit, il ne s'épouvantait pas. Deux heures avant sa mort, il eut deux évacuations alvines assez consistantes, quelques crampes et tout fut fini.

La forme des prodrômes qu'affecte ici l'empoisonnement cholérique a-t-elle son analogie quelque part? Les ouvrages de Morton, de Torti, de Werlhof, de Lauter, de Sénac, de Rivière, ne viendraient-ils pas à notre aide pour arriver à la connaissance de la cause productrice du Choléra indien, et par suite à son traitement abortif? Il nous semble que ce qui est rapporté par ces médecins touchant certains états paludéens notés par eux comme ayant un caractère très-pernicieux, nous offre en ces circonstances d'utiles renseignements.

Ils font observer que ces états étaient surtout marqués par une altération profonde de la tonicité de la peau, que le corps se couvrait d'une sueur froide et visqueuse. Cette locution *dévoiement de la peau* est même employée, et la mort était le résultat de ces manifestations perfides, si une main habile n'intervenait pas immédiatement.

Cette action particulière du poison cholérique n'a rien de commun avec la *Suette,* affection qui sévit quelquefois pendant le cours du Choléra indien ; nous allons le prouver en présentant ici un tableau concis des symptômes propres à chacune de ces maladies.

DIAGNOSTIC DIFFÉRENTIEL DE LA SUEUR CHOLÉRIQUE PRIMITIVE ET DE LA SUETTE.

Sueur cholérique primitive.

L'état humide que présente habituellement la peau de la personne influencée est à peine prononcé en général, et peut se continuer ainsi jusqu'au moment où le malade n'est pas loin de sa fin, et c'est à peine si sa chemise et les draps sont légèrement humectés dans les circonstances où la sueur se montre avec toute son intensité.

L'odeur de ce liquide est rarement sensible et ressemble alors à celle d'un petit lait aigri.

La peau présente au toucher la sensation d'une peau de chamois qui serait imbibée d'eau presque froide dans toute son épaisseur.

A mesure que le danger augmente, la température baisse de plus en plus. Aucun de nos malades n'a ressenti le plus petit prurit à la peau ; le tissu cutané ne nous a jamais offert d'éruption d'aucune sorte.

Suette.

Le début de cette maladie est toujours annoncé par une sueur très-abondante, de telle manière que souvent, en tordant les draps, on en exprime une eau qui ruisselle sur le plancher. (PARROT, *Histoire de l'Épidémie de la Suette miliaire. 1841.*)

La sueur répand une odeur très-fétide, odeur de paille pourrie (MM. RAYER et MOREAU) ou d'eau légèrement chlorurée (MÉNIÈRE).

La peau, tandis qu'elle est inondée de sueur, est moelleuse au toucher.

La température cutanée présente une élévation d'autant plus considérable que la maladie est plus grave.

Un picotement plus ou moins incommode se fait souvent sentir en l'absence de toute éruption.

Dans le plus grand nombre des cas, la Suette est accompagnée d'une éruption vésiculo-pustuleuse spéciale.

Nous ne pousserons pas plus loin l'examen des symptômes différentiels qui séparent la manifestation cholérique que nous étudions ici de la Suette. Si nous voulions passer en revue ce qui a lieu dans les différents appareils d'organes, nous trouverions également des séparations parfaitement tranchées entre la manière d'être de ces deux maladies ; et observons, pour terminer, que le mode de faire des causes productrices du Choléra et de la Suette, en ce qui concerne la tendance à la putréfaction du corps des malades qui succombent, est loin d'être la même. En effet, pendant que les corps des cholériques se conservent un laps de temps aussi considérable que celui des personnes mortes à la suite de toute autre maladie, dans la Suette au contraire, les cadavres entrent immédiatement en putréfaction, remarque faite déjà par ALLIONI : « *Hominum hoc morbo erepto* » *rum cadavera cito intolerabiliter fœteant.* » (*Tractatio de* » *miliarium origine progressu*, etc... Edit. 1792— in-8º.)

Le danger de cette deuxième forme des prodrômes du Choléra indien est plus considérable que dans la première, car la déperdition du liquide qui se fait à la surface de la peau vient ajouter encore à l'atteinte qu'éprouve déjà plus ou moins fortement le système nerveux. Aussi, tout en conservant la médication que nous venons de donner pour combattre la première forme, nous conseillons dans la seconde des précautions hygiéniques que nous négligeons ailleurs sans inconvénient.

La chambre doit être gardée quelques jours, et lorsque la manifestation sudorifique est plus prononcée, nous insistons pour que la personne malade tienne le lit trois ou quatre jours, car c'est dans cette circonstance que les modifications que doit amener le traitement indiqué plus haut se montrent avec toute leur efficacité ; c'est là que des sueurs chaudes, critiques en un mot, viennent signaler le retour de la santé.

Le régime ici doit être conduit avec plus de réserve : le bouillon pur d'abord, puis les potages au gras ; et pour rentrer dans les habitudes, le convalescent suivra les conseils que nous avons donnés plus haut.

TROISIÈME FORME OU FORME DITE GASTRO-INTESTINALE.

Cette dernière est surtout caractérisée par des troubles plus ou moins prononcés des organes digestifs : c'est à elle qu'il faut rapporter principalement ce qu'on est convenu d'appeler la *Cholérine*.

Les perturbations qu'éprouve ici le système nerveux sont les mêmes que celles que nous avons déjà décrites en parlant de la première manifestation.

L'état qu'offre la langue ne diffère guère non plus de ce que nous avons dit alors ; l'appetit, quelquefois perdu, diminué, se montre pourtant dans quelques circonstances d'une manière perfide ; l'intumescence de l'estomac, les renvois fréquents, les gargouillements intestinaux suivis bientôt de selles naturelles, et rendues brusquement, puis suivies d'évacuations de nature diverse ne se font pas attendre : les selles deviennent bilieuses, verdâtres, jaunâtres, de couleur *olive*; elles sont accompagnées de coliques plus ou moins vives. Après chaque évacuation, le malade se dit soulagé, s'applaudit du mieux; amélioration trompeuse, source de tant de mécomptes et de funestes résultats : car, incessamment ces évacuations seront plus caractéristiques de l'empoisonnement cholérique, et des liquides plus tenus, séreux, et empruntés aux matériaux les plus essentiels à la vie, viendront remplacer les premières, puis, des nausées, quelques vomissements, l'altération des traits, en un mot, la face cholérique diront le reste.

TRAITEMENT DE LA TROISIÈME FORME DES SYMPTÔMES AVANT-COUREURS DU CHOLÉRA ASIATIQUE.

C'est ici que l'adjonction de l'opium au tannate de quinine est faite avec succès. Dans les empoisonnements paludéens accompagnés de perturbations des organes digestifs, les meilleurs praticiens ont recommandé la combinaison de l'opium au quinquina. (5)

Les résultats avantageux qu'on obtient tous les jours en administrant les préparations opiacées dans les états diarrhéïques légers qui se montrent pendant le cours des épidémies de Choléra asiatique ne peuvent être niées ; mais, on se trompe grandement lorsqu'on insiste sur l'administration de ces moyens pour arriver à la cure radicale des manifestations cholériques plus avancées, plus généralisées, pourrions-nous dire.

Modérer, arrêter, si faire se peut, la diarrhée en pareille circonstance est toujours chose parfaitement convenable ; mais, *vous n'opérez ici que sur un symptôme :* l'empoisonnement qui en est la cause reste le plus souvent, à moins qu'ayant peu d'intensité, des moyens hygiéniques aidés de la force médicatrice de la nature ne suffisent pour l'éliminer.

Ceci dit, passons à la médication abortive du choléra, lorsque ce dernier état, tendant à se développer, nous donne pour prodrômes les signes gastro-intestinaux que nous venons d'énumérer plus haut :

Tannate de quinine, 1 gramme ;
Camphre, 40 centigrammes ;
Opium pulvérisé, 5 centigrammes ;
Huile essentielle d'anis, 2 gouttes ;
Sirop de fleurs d'oranger, quantité suffisante pour faire dix pilules.

Le premier jour, on prend ces dix pilules, une tous les quarts d'heure ; et les deux jours qui suivent, il suffira d'en prendre *cinq* seulement chaque jour, également tous les quarts d'heure.

(5) Telle est la recommandation expresse de SARCONE, de STORCK, d'HOFF-MANN, de RIVIÈRE. SENAC (*De recondita febrium intermittentium tum remittentium natura*) dit à ce sujet :

.... *At ipsa irritatio quamprimum compescenda est ; equidem cortice peruviano tollitur febrilis veneni stimulus, licet tantopere stomachum et intestina aliquando urgeat, insuper tamen narcoticis seu anodynis opus est ; conducunt ea imprimis in vomitu pertinaci et stomachi doloribus, etc.......*

M. COUTANCEAU a suivi avec succès ce précepte dans une épidémie qui sévit à Bordeaux. Le savant BARTHEZ a également mis en usage cette méthode avec le plus grand avantage.

Nous répétons ici ce que nous avons déjà dit lors du traitement de la première forme des prodrômes, qu'il y a profit à continuer l'usage des pilules prescrites au delà du terme que nous venons d'assigner ; deux jours de plus, par exemple, et cela, à la dose de cinq par jour dans le cas où la santé ne serait pas entièrement rétablie. Ce traitement, qui est toujours celui des adultes, serait modifié selon les différents âges, et pour ceci, nous renvoyons encore aux conseils donnés au traitement des prodrômes de notre première série. (Forme dite nerveuse.)

Nous devons faire ici une réserve très-importante : elle consiste à remplacer les pilules dont nous venons de donner la formule, par celles que nous avons prescrites pour combattre la première et la deuxième forme des prodrômes, et ce, lorsque les symptômes qui annonçaient que l'estomac et les intestins qui étaient influencés particulièrement dans la troisième forme, ont cessé. Nous nous expliquons en disant que nous repoussons l'adjonction de l'opium au tannate de quinine lorsque les organes digestifs n'étant plus troublés spécialement, nous n'avons plus à lutter que contre l'empoisonnement général ; il doit donc alors disparaître du traitement et dans la confection des pilules et dans celle des potions que nous allons prescrire lorsque ces dernières sont appelées à remplacer les pilules.

Les pilules ne pouvant être prises pour les raisons exposées plus haut (Voyez traitement de la première forme des prodrômes du Choléra), on ferait usage des potions suivantes :

1º **Prenez :**
Tannate de quinine, 50 centigrammes ;
Huile d'amandes douces, 8 gouttes ;
Gomme adragant, 1 gramme ;
(A) Alcool parégorique de Londres, 15 gouttes ;
Sirop de fleurs d'oranger, 40 grammes ;
Eau de tilleul, 100 grammes ;
Les enfants de 8 à 12 ans prendront de cette potion une cuillère à bouche toutes les demi-heures.

(A) Si l'alcool parégorique ne se trouvait pas sous la main, on le remplacerait par 30 grammes de sirop de diacode, en laissant alors de côté le sirop de fleurs d'oranger.

2° Prenez :

Tannate de quinine, 30 centigrammes ;
Huile d'amandes douces, 5 gouttes ;
Gomme adragant, 50 centigrammes ;
Alcool parégorique de Londres, 10 gouttes ;
Sirop de fleurs d'oranger, 25 grammes ;
Eau de tilleul, 50 grammes ;

Une demi-cuillère à bouche toutes les demi-heures pour les enfants de 4 à 6 ans, et pour les plus jeunes enfants, une cuillère à café toutes les demi-heures pourra suffire.

On éloigne peu à peu la prise des potions à mesure que l'amélioration se fait, en n'oubliant pas de remplacer la potion avec l'alcool parégorique par les premières qui n'en contiennent pas, et cela dans les circonstances précitées.

Le vin doit être administré ici comme un puissant auxiliaire, et nous insistons dans cette circonstance en faveur du madère, du malaga, et à leur défaut on donnera le frontignan.

On remarquera que, tout en maintenant le camphre dans nos pilules, nous ne le prescrivons pas dans nos potions, comme étant alors difficilement toléré par certains estomacs.

Dans la forme gastro-intestinale, quelques demi-lavements d'eau de mauve doivent être prescrits : ils ont l'avantage d'obvier aux coliques qu'amènent quelquefois les vents et les matières diverses accumulées dans les intestins.

Dans quelques circonstances, l'estomac se convulsionne de telle manière que l'ingestion des pilules et de la potion est impossible : il faut alors ne pas hésiter à placer sur la région de l'estomac un morceau de linge grand comme une pièce de cinq francs, et sur lequel on a mis une légère couche de la pommade ammoniacale de Gondret. Dès que la pommade a produit son effet, on enlève l'épiderme, et on place sur la peau dénudée sept centigrammes d'acétate de morphine chez les adultes ; 5 centig. pour les malades moins âgés (12 à 18 ans) ; pour les plus jeunes, la dose sera de 3, 2, 1 centig. selon les divers âges ; puis on recouvre la petite plaie avec un morceau de taffetas d'Angleterre. Dès que l'état de l'estomac permet l'usage des moyens indiqués, on doit se hâter de le faire. Enfin, si les malades ne se trouvaient pas momentanément, quelle qu'en soit la cause, à même d'avaler ces médicaments, et l'état des intestins permettant l'introduction

de substances médicamenteuses, usez alors de quarts de lavements ainsi préparés :

Prenez :

Tannate de quinine, 1 gramme ;

Camphre en poudre, 40 centigrammes ;

Gomme adragant, 1 gramme ;

Huile d'amandes douces, 10 gouttes ;

Eau commune, 120 grammes ;

Ce mélange est pour deux lavements, chaque moitié sera
ajoutée à deux verres à vin d'eau tiède ; ces deux lavements
seront donnés à trois heures d'intervalle. Le malade, avant de
faire usage de ce remède, devra prendre un lavement préparatoire
ordinaire qu'il rendra au bout d'un quart d'heure.

Nous n'avons par besoin d'ajouter que les lavements au tannate
de quinine doivent être gardés au moins deux heures.

Pour les personnes d'un âge moindre que les adultes, on
mettra pour chaque lavement médicamenteux un tiers du mélange prescrit, un quart pour ceux qui suivent, et un sixième
pour les plus jeunes.

RÉGIME DANS LA TROISIÈME FORME DES PRODRÔMES DU CHOLÉRA ASIATIQUE.

L'état dans lequel se sont trouvés ici les organes digestifs
exige une grande prudence : lorsqu'on arrive à l'alimentation, le
bouillon de veau d'abord, de poule, puis, ces derniers coupés
avec le bouillon de bœuf. On ajoute bientôt des fécules, le pain,
et on arrive ainsi progressivement aux autres substances ali-
mentaires conseillées plus haut.

MANIFESTATION DE L'INFECTION CHOLÉRIQUE CHEZ LES ENFANTS EN BAS AGE.

On conçoit qu'elle doit être moins facile à saisir : certaines modifications nerveuses doivent ici nécessairement passer inaperçues ; c'est à l'expression des traits, aux divers états de la peau, aux altérations offertes par les organes digestifs qu'il faut attacher son examen.

La face prend une teinte d'un blanc mat, les yeux se cernent, les joues maigrissent et offrent des pommettes plus proéminentes ; la peau perd de sa chaleur et se couvre d'une légère moiteur ; le pouls a moins de force, et l'artère paraît contenir une plus petite quantité de sang ; la respiration est plus fréquente que rare, les ongles, surtout chez les enfants, prennent facilement vers leur racine une légère teinte bleuâtre.

La diarrhée manque rarement et est composée de matières jaunâtres ou verdâtres ; il y a quelquefois vomissement des aliments ou de mucosités, surtout chez les enfants qui font des dents. Chez ceux qui sont atteints de la variole ou de la rougeole on voit la première se développer incomplètement, et l'exanthème qui caractérisait la dernière disparaître plus ou moins rapidement, laissant à peine quelques taches bleuâtres comme trace de sa présence.

Les enfants ont été fortement éprouvés dans l'épidémie qui vient de sévir, et chez eux, les prodrômes du Choléra doivent toujours être un objet intéressant et pressant pour le médecin.

ACTION THÉRAPEUTIQUE DE LA MÉDICATION DES PRODROMES DU CHOLÉRA

Cette action ne tarde pas à se révéler : les traits se modifient de la manière la plus heureuse, les yeux deviennent plus saillants, les teintes du visage se rapprochent de leur état normal ; une expression de bonheur vient s'empreindre sur la physionomie ; l'intelligence renaît, et le malade, jadis sous l'empire de sombres terreurs, est rempli d'espoir.

La peau rentre dans ses fonctions habituelles, et cela, sans crise apparente, ou bien, après que des sueurs quelquefois considérables ont eu lieu.

La diarrhée est toujours promptement arrêtée, l'appétit revient; le fumeur qui rejetait avec dégoût la pipe ou le cigare les reprend vite et avec bonheur. Enfin, de toute cette manifestation du Choléra épidémique, il ne reste plus qu'un peu de faiblesse musculaire qui, elle aussi, ne tarde pas à se dissiper.

RÉACTION.

Ce dernier acte s'accomplit presque toujours sans grand tumulte : à peine avons-nous eu l'occasion d'en venir une fois ou deux à la prescription d'une saignée pour combattre une congestion pulmonaire ou cérébrale. Deux ou trois fois, nous avons dû ordonner une application de sangsues à l'anus pour attaquer des irritations intestinales ; et remarquons que ceci n'est arrivé que pour des individus atteints d'entérite plus ou moins ancienne. On aurait pu supposer le contraire de ce que nous venons de dire, lorsque l'on se reporte à l'énergie de notre médication ;

mais, on s'en étonnera peu quand on saura que sous l'empire de *l'action asthénique* du poison cholérique, les états irritatifs qui existaient auparavant s'éteignent rapidement.

RÉCIDIVES.

Nous n'avons pas eu l'occasion de noter une seule récidive, surtout lorsque nous avons administré notre médication aux sujets atteints des deux premières manifestations cholériques. Quelques individus, sous l'influence des prodrômes gastro-intestinaux, ont quelquefois vu reparaître un peu de diarrhée ; mais, ou bien ces derniers avaient cessé trop promptement l'usage des moyens prescrits, ou bien, ce que nous avons appris, ils avaient commis d'inqualifiables erreurs dans leur régime.

Constatons ici une chose importante, c'est que nous avons pu atteindre avec les moyens que nous prescrivons les différents prodrômes cholériques à toutes les phases de l'épidémie, tandis que sous l'influence de médications d'une autre nature, les cholérines légères surtout, qui au commencement de l'épidémie étaient assez facilement comprimées par les opiacés, à une époque plus avancée de l'influence cholérique se convertissaient trop souvent en véritable Choléra, et venaient jeter ainsi le médecin dans le découragement. C'est ce que nous tenons de plusieurs de nos confrères, et c'est ce que nous avions expérimenté nous-même, en 1849 principalement.

De tout ce que nous venons de dire, nous croyons pouvoir conclure : que la mortalité pendant le cours d'une épidémie de Choléra asiatique peut être à l'avenir réduite à des proportions très-restreintes.

Les tableaux des symptômes qui annoncent l'invasion de la maladie sont, nous l'affirmons, d'une scrupuleuse fidélité : chacun peut facilement se rendre compte de la manière dont les pre-

mières atteintes ont lieu ; la médication propre à étouffer le
poison au début de sa manifestation est d'une exécution des plus
simples ; qu'on n'hésite donc pas à suivre nos conseils : par là,
on évitera le développement d'une affection dont le nom seul
terrifie les populations.

QUELQUES MOTS TOUCHANT LE TRAITEMENT
DU CHOLÉRA CONFIRMÉ.

Le traitement du Choléra est-il en progrès ? (6) Les paroles,
Monsieur, que vous avez prononcées au sein de l'Académie font
clairement entendre que non-seulement vous croyez le contraire,
mais que vous ne pensez même pas qu'il puisse jamais être d'une
grande efficacité. Ceux qui ont vu les choses de près, et qui ont
pu contempler de sang-froid l'état de dégradation que subit
l'économie dans le Choléra algide, seront convaincus, comme
nous l'avons déjà dit au commencement de cette lettre, que le
retour à la santé est souvent chose impossible, quelle que soit
l'énergie des moyens employés ; enseignement grave, et qui doit
nous engager à nous prémunir contre un pareil résultat.

Mais, au lieu de tenir compte des conseils des médecins et des
avertissements donnés à chaque instant par d'irréparables mal-
heurs, une sorte de défi est jetée au Choléra, et il faut bien le dire,
aucune classe de la société ne se trouve à couvert de nos
reproches. Enfin, le mal éclate, et c'est surtout de minuit à deux
heures du matin qu'il vient visiter ses victimes ; pourquoi cette

(6) D'une statistique faite sur les épidémies de Choléra en 1832 —1849—
1854, il résulte que la proportion de décès sur la totalité des cas traités dans
les hôpitaux et hospices civils de Paris a été

En 1832 — de 47 pour 100.
En 1849 — de 53 pour 100.
En 1854, elle est jusqu'à ce jour de 52 pour 100.

heure? (7) On s'est couché sans être plus malade, dit-on, que dans la journée ; on sentait bien que depuis quelques jours on était moins bien portant, qu'on était, comme on dit, influencé ; mais, tout cela ne constituait rien de sérieux ; pourquoi le médecin pour de pareilles misères? Cependant le sommeil est troublé, des rêves pénibles viennent vous assiéger : vous vous réveillez, le ventre est tourmenté de borborygmes, vous éprouvez des nausées, les vomissements se montrent, vous rendez des selles liquides, vos oreilles tintent, vous éprouvez des vertiges, la respiration se fait difficilement, le corps se refroidit, une sueur visqueuse vient le couvrir ; bientôt des crampes torturent les membres, les artères battent à peine, et le sang devenu épais et poisseux ne va bientôt plus qu'osciller dans les vaisseaux qui le contiennent.

Avant que tous ces symptômes ne soient complets, ce qui peut arriver pourtant rapidement, la peur vous saisit : Si c'était le Choléra ! voilà la terrible pensée qui se présente à vous. Allons vite ! l'homme de l'art ! qu'il vienne armé d'un spécifique pour vous enlever les tortures morales et physiques auxquelles vous êtes en proie

Le médecin, dont la sonnette vient de tinter violemment, sait d'avance de quoi il s'agit ; il sait qu'il va se trouver en présence d'un cholérique aux traits profondément altérés, et dont les yeux retirés dans leur orbite sont cernés d'une teinte plus ou moins bleuâtre. Il arrive, et toute une famille attérée a les yeux fixés sur lui ; le malade, d'une voix affaiblie, ose à peine lui adresser quelques paroles, et le médecin qui sait combien sa position est difficile, impossible souvent, à besoin d'une immense présence d'esprit pour cacher ses propres émotions, et pour formuler son traitement.

(7) En consultant nos notes, nous trouvons que ce fut aussi vers deux heures du matin que les familles des verriers de Fresnes furent instantanément prises de l'affection typhoïde dont nous avons fait mention plus haut. Quelques traités ont été écrits touchant l'influence de la nuit sur les maladies. Nous y avons trouvé force hypothèses plus ou moins ingénieuses ; voici ce que dit BROUSSAIS à ce sujet : « Pendant le sommeil, écrit cet illustre médecin, » la suspension d'action d'un organe aussi important que l'est le cerveau » doit bientôt amener une diminution d'énergie dans toutes les fonctions de » la vie organique. »

Un traitement ! mais, lequel ? Le médecin qui d'un œil curieux a parcouru tous ceux qu'on a publiés, toutes les formules qu'on a écrites, si la nature l'a doué d'une mémoire exceptionnelle, se trouvera dans la plus pénible des situations, lorsque, se passant la main sur le front, il verra toutes les médications les plus fantastiques se daguerréotyper à ses yeux : il faut pourtant se décider, le temps presse.

Nous avons essayé tous, même dans la période la plus avancée du Choléra, l'usage de tel ou tel médicament ; mais aujourd'hui, le médecin qui a sagement apprécié l'état dans lequel se trouve alors l'organisme se montre plus sage, plus réservé. En effet, pourquoi les prodiguer, alors que nos organes sont frappés de stupeur, alors que le système nerveux paralysé laisse séjourner les plus actifs, les plus dangereux dans les organes digestifs, comme dans un vase inerte ? Nos médicaments donnés alors ne sont pas absorbés ; les expériences de M. le professeur REQUIN, de M. DUCHAUSSOIS, etc., l'ont suffisamment prouvé ; il faut donc, avant d'en venir à l'usage des moyens internes qu'on croit devoir employer, chercher à rendre à ce corps froid sa chaleur. aux différents organes une part quelconque d'énergie ; il faut, en un mot, faire la médecine stimulante : voici celle à laquelle nous nous sommes tenu jusqu'à présent, disposé à adopter toutes les améliorations qu'on nous offrira.

TRAITEMENT EXTERNE.

Nos malades sont couchés dans un lit suffisamment chauffé par des cruchons ou des sachets de sable qu'on pose autour d'eux ; l'air de la chambre sera renouvelé de temps en temps, et avec précaution pour ne pas laisser accumuler les miasmes, et cela, dans l'intérêt du malade et de ceux qui lui donnent leurs soins. *Nous insistons puissamment sur cet article et pour cause.*

Frictions. — Des frictions seront faites toutes les deux heures avec le liniment suivant :

Prenez :

Teinture de cantharides, 60 grammes ;

Baume de Fioraventi, 150 grammes ;

Alcool camphré, 60 grammes ;
Huile de thérébentine, 40 grammes.

Imbibez une flanelle de ce mélange, et frictionnez sous la couverture toutes les régions du corps, la figure exceptée, bien entendu, et cela, pendant huit à dix minutes.

Pommade excitante. — Cela fait, appliquez le long de la colonne vertébrale, sur la région du cœur, le ventre, les extrémités, des morceaux de toile de coton enduits d'une couche légère de la pommade dont voici la formule.

Prenez :

Ammoniaque liquide, 20 grammes ;
Axonge, 100 grammes ;
Musc, 80 centigrammes.

Ces linges sont laissés en contact avec la peau pendant dix à quinze minutes ; bientôt, ce tissu offrira une teinte plus ou moins rouge accompagnée d'un sentiment de chaleur mordicante. On enlève alors tous ces linges, on essuie légèrement les parties ou l'action de la pommade vient d'avoir lieu, puis on les recouvre de suite avec des flanelles imprégnées des vapeurs obtenues par le mélange suivant :

Prenez :

Baies de genièvre pulvérisées, 100 grammes ;
Oliban, 15 grammes ;
Succin, d° ;
Styrax calamite, 15 grammes.

Jetez une forte cuillerée de ce mélange sur quelques braises rougies, exposez vos flanelles pendant cinq minutes, comme nous l'avons dit ; entourez de nouveau le malade des corps chauds indiqués plus haut.

Pour les enfants à la peau fine et délicate, on peut remplacer les flanelles par des pièces de ouate parfumées de la même manière. Nous devons dire aussi que pour ces derniers, la dose de l'ammoniaque qui entre dans notre pommade doit être réduite de moitié.

TRAITEMENT INTERNE.

L'estomac et les intestins sont plus ou moins paralysés, avons-nous déjà dit : il ne faut donc introduire dans leur cavité que peu de substances à la fois, et il faut qu'elles soient de nature, venant en aide à la stimulation externe, à pouvoir réveiller la sensibilité de ces organes. Donc, usez principalement d'un punch plus ou moins énergique, et cela, selon que le refroidissement des malades le commandera. Une légère infusion de racines d'angélique ou de bon thé à laquelle vous ajouterez une certaine quantité de rhum ou de cognac et que vous sucrerez convenablement, sera ici utile de temps en temps. Essayez également de faire passer quelques cuillerées d'un vin de liqueur.

La soif souvent inextinguible du malade le rend très-exigeant : qu'on évite les boissons abondantes et froides, qu'on ne prodigue pas la glace surtout ; nous avons vu des cholériques hâter leur fin et enlever au médecin ses minimes ressources en abusant de cette dernière substance. Quoi ! la muqueuse de l'estomac comme celle de la langue est froide, décolorée, elle est stupéfiée, ses exhalants laissent suinter les liquides qu'ils contiennent, et on vient encore ajouter à cette profonde inertie par l'usage d'un moyen qui, bien loin de venir en aide à la réaction, la rend impossible! Au surplus, rien n'est efficace comme un punch bien fait, ou pour le remplacer, un bon vin chaud pour faire taire cette soif anormale.

Dès que la réaction se rétablit, alors que nous avons la pensée que l'estomac peut absorber les substances qu'on lui offre, nous passons immédiatement à l'usage des pilules ou des potions de tannate de quinine avec ou sans addition d'opium, selon que la réaction est accompagnée ou non d'état diarrhéique et de douleurs intestinales.

On se conforme pour les formules et le mode d'administration à ce que nous avons dit à l'article des médications des différentes formes de prodrômes.

Lavements. — Pour les lavements, ils sont composés de la manière suivante :

Prenez :

Teinture d'Arnica, 30 grammes ;

Id.	de quinquina, 60 grammes;

Id.	de cannelle , 30 grammes ;

Vin de Bordeaux ordinaire, 400 grammes.

Dans un demi-lavement ordinaire , on ajoute un verre à liqueur de ce mélange, et on administre un lavement ainsi composé toutes les heures, et cela, sans s'inquiéter autrement de la quantité de matières rendues par les selles.

Le poison cholérique stupéfie tous les tissus en agissant primitivement sur le système nerveux qui a reçu lui-même le choc du sang imprégné d'un corps délétère, et de là découlent tous les symptômes qui constituent le Choléra. C'est donc à combattre l'atonie profonde des organes, la paralysie qui tend à annihiler leur action, qu'il faut s'attacher, et le médecin qui, comme nous, a parcouru trois épidémies de Choléra devra toujours en venir à cette médication.

Nous expliquerons en peu de mots notre persistance à employer le tannate de quinine dans le Choléra confirmé, mais seulement, alors que la réaction se faisant , elle nous autorise à penser que l'absorption commence à s'opérer , c'est que sous l'influence de l'usage de cette substance précieuse pour nous, nous avons vu la diarrhée s'arrêter plus promptement, les urines reparaître plus vite, la chaleur revêtir un meilleur caractère , se maintenir plus durable ; nous avons vu les états typhoïdes, comâteux se montrer à peine, durer peu, la convalescence plus prompte, plus franche ; les récidives ont été à peine notées. (8)

Nous ne cherchons pas à expliquer ces résultats, mais nous affirmons la vérité des faits avancés , sans dissimuler que cette

(8) C'est en traitant le Choléra confirmé par le tannate de quinine, alors que son absorption était possible , que nous fûmes fréquemment témoin des manifestations suivantes : apparition prompte d'une sueur critique , le pouls en se rétablissant ne tardait pas à présenter de la force et de la dureté. Mais, ce qui attira principalement notre attention, ce furent ces états remittents et intermittents qui se montrèrent sous l'influence de ce moyen et qui succédaient plus ou moins rapidement à l'état cholérique. Ne semble-t-il pas ici

médication du Choléra confirmé, qui reste la nôtre, a eu aussi ses insuccès, et cela, pour des causes sur lesquelles nous nous sommes déjà prononcé.

Nous croyons inutile d'ajouter ici qu'à mesure qu'une bonne réaction s'établit, nous éloignons l'usage des moyens excitants pour arriver progressivement à l'application d'une médication tempérante, plus en harmonie avec ce nouvel état, et que plus tard le régime de nos convalescents est surveillé avec une extrême rigueur.

CONCLUSIONS.

Nous résumons en quelques lignes notre pensée touchant la nature du Choléra asiatique et les mesures à prendre pour combattre ce redoutable fléau.

1º Le Choléra asphyxique est un empoisonnement paludéen d'une intensité extrême, et créant des symptômes plus ou moins

voir des fièvres intermittentes bénignes succéder à des fièvres pernicieuses sous l'influence du quinquina ?

Autre modification : un enfant de 15 ans, presque idiot, est attaqué d'un Choléra des plus graves : les excitants sont d'abord administrés : (vin de Malaga, etc.), puis le tannate de quinine est donné à haute dose. Les symtômes cholériques tombent promptement et sont remplacés par un état morbide qui rappelle les symptômes de la peste d'Orient : langue noire, délire furieux, vibices, larges pétéchies, anthrax, etc.; le vin est continué, le tannate est donné à la dose d'un gramme par 24 heures, et au bout de six jours, un miracle s'accomplit, c'est-à-dire que le malade revient brusquement à la santé sans passer en quelque sorte par la convalescence.

Les premiers essais touchant l'action physiologique du tannate de quinine à haute dose ont d'abord été faits sur nous, puis sur d'autres personnes qui n'ayant que quelques légers dérangements nerveux jouissaient d'ailleurs d'une bonne santé.

analogues à ceux que Torti et Werlhof ont signalés dans les *fièvres pernicieuses algides, cholériques et sudorifiques* ;

2° Tout en continuant à faire des efforts incessants pour combattre le Choléra confirmé, on ne doit pas se dissimuler que par suite de l'énorme détérioration que l'organisme subit dans cette affection, on n'arrivera jamais qu'à des résultats peu satis-faisants ; et cette maladie, qui peut venir sévir chez nous à des époques plus ou moins rapprochées, continuerait à être de toutes les causes de mortalité la plus effrayante ;

3° D'où la nécessité de s'enquérir avec le plus grand soin des différents signes qui annoncent que le poison cholérique a un commencement d'action sur notre économie, de constituer des formes particulières en réunissant ces signes, et de chercher un moyen propre à combattre les manifestations premières ;

4° D'après plus de trois cents essais faits par nous pendant l'épidémie de 1854, il nous paraît prouver que le tannate de qui-nine combiné au camphre et à l'opium, selon qu'il s'agit de com-battre telle ou telle forme, serait le moyen par excellence pour arriver à ce but ; (9)

5° Enfin, ce qui est important en temps d'épidémie, c'était d'établir ces différentes formes d'une manière tellement lucide, que toute personne d'une intelligence ordinaire, laissant de côté ce que notre opuscule peut avoir de scientifique, puisse les saisir; c'était de mettre à sa portée un traitement énergique, sans danger et facile à pratiquer.

Devons-nous ajouter que dans notre traitement abortif, nous abordons directement une question d'hygiène publique et privée de la plus haute importance ; nous ne voulons pas traiter ici ce qui a rapport à la contagion et à l'infection dans le Choléra, mais enfin, nous avons prononcé à différentes reprises les mots *miasmes paludéens, poison cholérique;* et il faut bien reconnaître que des effluves, des miasmes s'introduisent dans l'économie, et

---

(9) Le traitement que nous mettons en usage pour combattre la troisième forme des signes avant-coureurs du Choléra confirmé, nous l'avons également essayé avec succès dans certaines dyssenteries qui paraissent reconnaître pour cause un empoisonnement du sang : nous voulons parler de dyssente-ries souvent épidémiques, contagieuses parfois, qui déciment les armées concurremment avec le typhus des camps.

viennent constituer *l'empoisonnement cholérique.* Chaque individu qui a reçu l'atteinte délétère devient à son tour, si le mal n'est pas enrayé plus ou moins brusquement, un foyer dangereux pour ceux qui le soignent, et même pour toute une cité. Nous avons été nous-même trop souvent influencé et même dangereusement lorsque nous donnions nos soins à des malades dans des endroits trop resserrés et mal aérés, pour ne pas être convaincu de cette vérité.

Irons-nous trop loin en posant la question suivante : Que deviennent les miasmes fournis par les individus atteints du Choléra ? Sont-ils détruits à tout jamais après un temps limité ? Ou bien, gagnant les régions plus ou moins élevées de l'atmosphère, véritable épée de Damoclès, n'attendent-ils qu'une occasion favorable pour fondre de nouveau sur nous ? Qui oserait soutenir que cette dernière hypothèse est invraisemblable ?

A l'aide de notre traité, et muni des objets suivants, on pourra, soit qu'on demeure dans un endroit où règne la maladie, soit qu'en voyageant, on doive traverser des contrées ravagées par le Choléra, le faire à l'avenir sans danger.

Ces objets sont :

1° Une boîte contenant 30 pilules de tannate de quinine camphrées (chaque pilule de 10 centigrammes) ;

2° Une autre boîte renfermant la même quantité de pilules au tannate de quinine camphrées avec addition d'opium ;

3° Trois grammes de tannate de quinine dans un petit flacon bien bouché ;

4° Un autre petit flacon contenant 8 grammes d'alcool parégorique de Londres ;

5° Une petite quantité d'huile d'amandes douces — quelques grammes de gomme adragant — un peu de sucre en poudre pour remplacer le sirop.

Ces trois derniers moyens conviennent pour confectionner les potions pour les personnes ou les enfants qui ne peuvent pas user des pilules. Enfin, ajoutez à tout cela un flacon de bon vin de liqueur, et vos précautions seront complètes.

Nous n'avons pas eu, dans le chapitre qui se rattache au traitement du Choléra confirmé, la prétention d'aborder tous les incidents qui peuvent se présenter pendant le cours de la réaction, ou qui succèdent à cette dernière : ces incidents peuvent être variés, quelquefois difficiles à saisir, et demandent toujours la présence du médecin.

Notre principale mission dans cette lettre a été d'étudier le *Traitement abortif du Choléra asiastique ;* nous terminons ici ; en publiant cet ouvrage, après trois mois de fatigues , notre but a été de servir l'humanité; notre ambition, d'obtenir la bien-veillance des savants et des hommes probes : nous osons espérer, Monsieur, que la vôtre ne nous fera pas défaut.

Veuillez agréer, Monsieur, l'expression de notre respectueux dévouement,

L.-F.-BOURGOGNE,

Docteur en médecine.

Condé, 1er décembre 1854.